DU

POLYADÉNOME SUDORIPARE

OBSERVATION ET RÉFLEXIONS

POUR SERVIR

A L'HISTOIRE CLINIQUE ET ANATOMO-PATHOLOGIQUE

DU

POLYADÉNOME SUDORIPARE

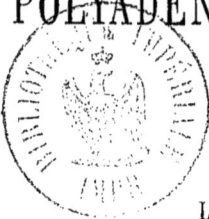

PAR

LE Dr F. CHRISTOT

LYON
IMPRIMERIE D'AIMÉ VINGTRINIER
RUE BELLE-CORDIÈRE, 14

1866

OBSERVATION ET RÉFLEXIONS

POUR SERVIR

A L'HISTOIRE CRITIQUE ET ANATOMO-PATHOLOGIQUE DU

POLYADÉNOME SUDORIPARE

Bien que les glandes sudoripares soient connues depuis
la première moitié du dix-septième siècle, et qu'à leur histoire se rattachent les plus grands noms de l'anatomie :
Sténon, Malpighi, Duverney, Boerhave, Winslow, leur étude
n'a été complétée qu'à notre époque. C'est bien réellement
aux travaux de Purkinge et de Wendt (1833), de Breschet
et de Roussel de Vauzème (1834), et surtout à ceux de nos
micrographes contemporains, que nous devons la connaissance exacte de ce groupe intéressant de glandes cutanées.
Si l'on excepte le rôle, encore très-mal déterminé, qu'on
leur a fait jouer dans les dermatoses, leurs altérations ont
assez peu préoccupé jusqu'à nos jours l'attention des ana-
tomo-pathologistes. Il faut bien le dire, cette étude
était à peu près impossible, alors que le champ de l'observation se trouvait plus restreint qu'aujourd'hui et que les
observateurs n'avaient pas à leur disposition les admirables
moyens d'investigation anatomique dont la science s'est en-

richie depuis quelques années. En outre, l'anatomie pathologique étant ici, plus qu'ailleurs peut-être, tributaire de
l'anatomie normale, on comprend aisément que ce chapitre
de pathologie cutanée soit resté si longtemps à peu près
complètement inexploré, puisque l'histoire anatomique de
l'appareil sudoripare n'a été complétée que de nos jours.
M. Verneuil a le premier montré cette lacune importante,
et le premier il y a remédié en publiant, en 1854, dans les
Archives de médecine, une série d'articles fort remarquables
et tout à fait dogmatiques sur les différentes formes d'hypertrophie que les glandes sudoripares peuvent affecter.
Plus tard, il décrivit, avec le même soin et dans le même
recueil (1864-1865), les inflammations et les abcès de ces
petits corps glandulaires. Enfin, M. Follin a consacré un
excellent article à leur hypertrophie, dans la description
qu'il donne des maladies chirurgicales de la peau, au commencement du second volume de son ouvrage de pathologie
externe (1863).

Les travaux de ces deux éminents chirurgiens et quelques
faits isolés forment le contingent de notre littérature mé-
dicale sur les lésions primitives des glandes de la sueur.
Bien que ces lésions semblent ne pas être d'une grande ra-
reté et qu'elles aient été signalées à l'attention du monde
chirurgical depuis plus de onze ans, les faits cliniques tardent malheureusement beaucoup à se produire. Aussi n'a-
vons-nous pas hésité à publier l'observation suivante, re-
cueillie dans le service de notre maître, M. le professeur
Desgranges, observation qui nous a paru remarquable jusque
dans ses moindres détails.

OBSERVATION. — *Polyadénôme sudoripare de la région dorsale.* — *Pendant trente ans environ, marche extrêmement indolente, devenant brusquement très-rapide.* — *Volume considérable de la tumeur.* — *Ulcération profonde.* — *Etat général grave.* — *Ablation.* — *Guérison.*

Marie G..., de Sainte-Foy-en-Bussy (Loire), entrée le 27 juillet 1865 à l'Hôtel-Dieu, salle Ste-Anne, est d'une bonne constitution et d'un tempérament lymphatico-sanguin. Elle est âgée de 33 ans et a été réglée de bonne heure ; ses règles ont toujours flué régulièrement. Mariée depuis sept ans, elle a eu trois grossesses qui toutes ont marché sans difficulté et se sont terminées normalement.

Cette malade porte sur le tégument de nombreuses taches de rousseur ; ses cheveux sont roux, sa peau fine et délicate ; jamais elle n'a essuyé de maladie bien grave. A l'âge de quinze ans, elle eut un érysipèle de la face, qui se termina par suppuration et abcès géniens dont les cicatrices sont encore visibles. Plus tard, elle eut dans l'aisselle gauche deux ou trois abcès qui, d'après les renseignements et l'examen de la région, siégeaient probablement dans la couche sous-cutanée et appartenaient sans doute à cette classe de tumeurs phlegmoneuses décrites par M. Velpeau sous le nom d'abcès tubériformes, et dont M. Verneuil a montré le véritable siége.

La tumeur qui amène Marie G... à l'Hôtel-Dieu est située à la partie supérieure du dos, sur les limites de la région cervicale. Elle occupe juste la ligne médiane et présente un volume considérable. Voici les renseignements que nous obtenons sur la marche du mal.

Cette tumeur est assurément de date très-ancienne, puisque la malade dit l'avoir toujours portée. Elle avait le volume d'un pois quand Marie G... put elle-même juger de ses dimensions. Cet état reste absolument stationnaire pendant une période de dix ou douze ans, et ce n'est qu'à l'âge de 20 ans que la tumeur acquiert les dimensions d'une petite noix. Sa forme est régulière, non pédiculée, sa consistance très-ferme. Jamais elle n'est le siége de douleurs, malgré les frottements répétés et les coups fréquents auxquels elle est exposée par sa position anatomique.

A partir de 21 ans, l'accroissement devient plus rapide. En sept ans, la tumeur triple de volume, sans perdre sa complète indolence ; aussi Marie G... ne s'en préoccupe-t-elle que fort peu. Une chose importante à noter, c'est que chaque accouchement semble donner un coup de fouet à la maladie et activer son développement. Ce résultat est surtout manifeste pour le second accouchement (30 ans). A cette époque seulement, une pression un peu forte, un froissement un peu énergique font naître dans la masse pathologique quelques lancées douloureuses qui ne sont que très-éphémères.

C'est dans ces dix-huit derniers mois que la tumeur prend rapidement des proportions plus inquiétantes. Quinze jours avant l'entrée de la malade à l'hôpital, elle s'ulcère et commence à suppurer abondamment. Même pendant la première période du travail ulcératif, les douleurs sont peu vives. La malade ne souffre réellement que pendant le décubitus dorsal, et un changement de position suffit tellement bien à atténuer les douleurs qu'à cette époque, le sommeil est encore très-tranquille. Mais depuis que l'ulcération fait de rapides progrès, depuis qu'elle donne naissance à une grande quantité de pus, la scène est bien différente :

les douleurs sont intolérables ; la moindre pression, le moindre
frottement arrachent des cris à la patiente. Ces douleurs sont
profondes, parfois térébrantes, le plus souvent contusives et ana-
logues à celles qui accompagnent et suivent un coup violent.
L'ulcération marche avec une effroyable rapidité ; la suppuration
est si abondante que la malade, suivant son expression, est constamment inondée de pus. Rarement cette solution de continuité
donne lieu à des écoulements hémorrhagiques ; il faut des coups
et des pressions violentes pour en déterminer; encore se sus-
pendent-ils rapidement et sans le secours d'aucun moyen hémos-
tatique.

Sous l'influence d'un pareil état local, la constitution ne tarde
pas à s'altérer. La fièvre s'allume et devient très-intense. A des
exacerbations vespériennes, s'accompagnant quelquefois de dé-
lire, viennent s'ajouter des douleurs atroces qu'exaspèrent non-
seulement le décubitus dorsal, non-seulement le décubitus laté-
ral, mais même la seule chaleur du lit, Quelque temps avant
l'entrée à l'Hôtel-Dieu, ces exacerbations deviennent tellement
cruelles que Marie G... est obligée de passer les nuits assise et
dans la plus complète insomnie. L'affaiblissement des forces est
de jour en jour plus sensible. L'appétit disparaît, les fonctions
de l'estomac et de l'intestin se troublent, les selles deviennent
diarrhéiques. Un amaigrissement rapide est le résultat de ces
désordres et l'affaissement des derniers jours est tel que Marie
G..., qui, trois semaines auparavant, avait encore toute sa vi-
gueur, ne peut faire un pas sans défaillir.

Le 27 juillet, nous constatons, à la région indiquée, une tumeur ayant à peu près le volume d'une tête de fœtus à terme.
Ses dimensions exactes, mieux encore que toute comparaison,
feront apprécier sa grosseur.

Circonférence prise à la partie la plus large...... 0,34 c.

Diamètre transversal........................ 0,11

Diamètre antéro-postérieur (épaisseur prise sur la
partie périphérique de la tumeur)................ 0,07

Diamètre vertical........................... 0,10

Cette masse est un peu moins large à sa partie adhérente qu'à
sa partie superficielle, sans qu'on puisse cependant dire qu'elle soit
pédiculée. Elle est le siège d'une vaste ulcération, dont l'étendue
réelle ne peut être rigoureusement appréciée, à cause de larges
croûtes purulentes qui occupent ses bords. Ces croûtes adhèrent
d'une façon intime et ne peuvent être détachées qu'avec les plus
vives douleurs. D'un aspect grisâtre et sanieux, cette ulcération
est irrégulière et anfractueuse; elle laisse écouler un pus abondant, séreux, mal lié, chargé d'éléments solides. Ce pus s'écoule
en majeure partie et inonde les linges de pansement; une certaine quantité se concrète sur les bords de la solution de continuité et vient s'ajouter aux croûtes préexistantes. Une horrible
fétidité se dégage de ce foyer pathologique, que la malade n'a
pu jusqu'ici entretenir avec le soin désirable, à cause du nombre
considérable de pièces de pansement nécessaires à cet usage.

La tumeur est dure, solide et très-élastique dans toute son
étendue. La peau qui la recouvre est d'une certaine sécheresse ;
elle est rugueuse, comme pulvérulente, paraît fort épaissie et ne
jouit d'une exquise sensibilité que dans le voisinage de l'ulcération. Non-seulement il est impossible de la plisser, mais quand
on cherche à la déplacer, on entraîne avec elle toute la masse,
avec laquelle elle a, par conséquent, les connexions les plus intimes. La masse elle-même paraît indépendante à sa base, et on
la mobilise facilement en lui imprimant quelques mouvements
de latéralité.

Les ganglions axillaires sont sains.

L'état général est, nous l'avons dit, profondément détérioré. La malade est faible et très-amaigrie. Déjà ses téguments offrent une légère teinte subictérique, et son visage porte les traces de violentes souffrances. Le pouls est accéléré, à 98 et 100 ; il est petit. filiforme, dépressible. Toutes les grandes fonctions déclinent, et la malade appelle de tous ses vœux une opération radicale. Cependant, comme elle est à l'époque de ses règles, on ajourne de quelques jours le moment de l'intervention chirurgicale, et l'on profite de ce retard pour tonifier cet organisme débilité à l'aide de préparations de quinquina et d'une alimentation aussi substantielle que le permettent l'état fébrile continu et les altérations fonctionnelles du tube digestif.

On panse l'ulcération avec un mélange de glycérine et d'acide phénique (0,20 cent. d'acide pour 100 de glycérine). On arrose les pièces de pansement avec de l'alcool camphré, dans le but de détruire l'odeur fétide qui se dégage de la masse ulcérée.

Opération. — Le 11 août, après anesthésie préalable, M. Desgranges excise la tumeur à plat à l'aide d'un bistouri ordinaire. Sept ligatures sont posées sur les artères qui toutes ont un diamètre relativement considérable et dont la plus volumineuse atteint les dimensions de la radiale à sa terminaison. La plaie de l'opération est constituée par un tissu consistant, blanchâtre, résistant sous le bistouri, offrant, en un mot, tous les caractères physiques des tissus chroniquement enflammés, mais ne faisant naître aucune crainte pour la récidive. Une hémorrhagie en nappe, de médiocre intensité, est facilement arrêtée à l'aide d'un pansement à l'eau de Pagliari et d'une constriction modérée des bandes qui servent au pansement.

Suites de l'opération. — 12 août. Nuit bonne ; quelques heures de sommeil paisible. — Peau chaude et humide ; pouls à 96 ; céphalalgie légère. Douleurs incomparablement moins vives qu'avant l'opération ; léger suintement séro-sanguinolent de la plaie.

Tisane de tilleul et de feuilles d'oranger. Potion calmante pour la nuit. Régime : Crême de riz, une fois seulement dans la journée.

13 août. La journée et la nuit passées ont été tranquilles. La malade nous avoue avoir reposé comme depuis bien longtemps déjà elle n'a pu le faire. Le pouls est à 97-98, plus plein que la veille ; la peau a conservé sa chaleur et son humidité ; la céphalalgie d'hier a disparu, et les douleurs de la plaie sont très-supportables.

On enlève le premier pansement. Bon aspect de la plaie ; pas de rougeur, pas de gonflement de ses bords ; sa surface est recouverte d'une légère couche de suppuration.

Pansement avec glycérine et acide phénique. Potion, tisane et régime *ut suprà.*

14 août. Le pouls est à 92 ; la nuit a été très-calme et les douleurs presque nulles. La plaie commence à suppurer, mais sa suppuration est de bonne nature. Ses bords sont nets, sans rougeur ni gonflement inflammatoire.

La malade accuse quelque appétit. La langue est bonne et permet une augmentation de régime.

Pansement et prescription *ut suprà.* Régime : crême de riz matin et soir.

15 août. Sommeil long et paisible pendant la nuit passée. Ce matin, pouls à 86, 90 ; peau bonne, encore chaude, mais humide.

Etat très-satisfaisant de la plaie.

Pansement et prescription *ut suprà.* Régime : crême de riz deux fois par jour, poulet, vin de Bordeaux.

18 août. Etat général et état local excellents. Pouls encore un peu élevé, à 72. Nuits bonnes. Sommeil tranquille ; appétit.

Douleurs insignifiantes permettant le décubitus dorsal. Beurgeonnement régulier de la plaie ; suppuration abondante, mais de bonne nature.

Pansement et prescription *ut suprà*. Régime : soupe matin et soir, poulet, vin de Bordeaux.

25 août. L'état général est toujours des plus satisfaisants. Le pouls est à 68. — Les forces renaissent. La teinte subictérique que portait le tégument avant l'opération a disparu. La plaie s'est notablement rétrécie. Le pus est abondant, mais de bonne nature. Les douleurs nulles.

On supprime la tisane et la potion. Régime : soupe matin et soir, poulet, vin de Bordeaux.

30 août. La plaie s'est rétrécie d'un bon tiers de son étendue ; elle a toujours le meilleur aspect. La suppuration diminue sensiblement.

Etat général excellent. Régime : 1/4 de portion, poulet, vin de Bordeaux.

10 septembre. La cicatrisation a marché rapidement, régulièrement. La suppuration est peu abondante. L'état général devient tous les jours meilleur. La malade se lève depuis le commencement du mois. Les forces sont revenues et avec elles un certain degré d'embonpoint.

Cautérisation légère au nitrate d'argent. Pansement *ut suprà*. Régime : 1/2 portion.

22 septembre. La malade a commis une imprudence et a pris froid dans la journée d'hier. Léger appareil fébrile ; douleurs de gorge s'exaspérant par la déglutition ; angine de peu d'intensité.

La plaie a conservé le meilleur aspect ; la suppuration est de bonne nature ; pas de rougeur, pas de gonflement.

Prescription : tisane sudorifique; potion calmante ; gargarisme émollient. — Sinapismes aux extrémités. — Repos au lit. — Diète.

28 septembre. Les symptômes pharyngiens se sont promptement dissipés, et l'état général a recouvré sa parfaite quiétude. La plaie n'a plus que les diamètres d'une pièce de 2 francs. La suppuration est presque tarie.

Cautérisation au nitrate d'argent.

7 octobre. La malade sort de l'hôpital complètement guérie.

EXAMEN DE LA TUMEUR.

A. *Dissection et caractères microscopiques.*

I. La tumeur pèse 405 grammes.

Immédiatement après l'opération, elle est plongée dans l'eau bouillante, et les croûtes de sa surface, soigneusement enlevées, laissent à découvert une ulcération bien autrement étendue qu'on aurait pu le croire avant l'excision. Ce qui frappe tout d'abord dans cette ulcération, c'est sa grande irrégularité due à nombre d'éminences lobulées, dont quelques-unes constituent comme des tumeurs secondaires surajoutées à la masse principale. Le plus volumineux de ces lobules n'a pas moins de 11 centimètres de circonférence ; il s'élève à 4 centimètres et demi au-dessus de la surface ulcérée. Les autres, quoique de moins gigantesques dimensions, sont cependant encore fort volumineux; le plus voisin du précédent mesure 5 centimètres de circonférence. Quelques-uns enfin affectent le volume d'une petite noix, d'une noisette, d'un pois, etc., etc. Ils sont séparés les uns des autres par des sillons profonds et anfractueux.

Les bords de l'ulcération sont eux-mêmes irréguliers et sinueux à leur niveau: le derme est altéré, érodé et aminci.

A la partie supérieure de la tumeur, le travail ulcératif a fait moins de progrès, et la peau s'y trouve relativement ménagée dans une notable étendue. Elle forme un prolongement à bords frangés et déchiquetés qui s'avance sur la surface ulcérée.

II. La base de la tumeur, c'est-à-dire la surface de section faite par le bistouri, offre 21 centimètres de circonférence. La coupe en est régulière et mesure 11 centimètres dans sa plus grande étendue et 9 centimètres dans son plus petit diamètre. Si par la dissection, on enlève une mince couche de tissu fibreux dense qui se continuait avec celui de la plaie de l'opération, on arrive sur des éminences mamelonnées, dures, rénittentes, élastiques, rappelant très-bien les lobes régulièrement hypertrophiés des glandes en grappe.

III. La peau fait corps avec la masse dégénérée, et son étude est du plus haut intérêt. Le derme, une fois divisé, se présente sous l'aspect d'une coque très-mince sur certains points, interrompue au niveau de l'ulcération, sur les bords de laquelle il ne mesure que 3 à 4/10 de millimètre. Ailleurs, et surtout à la base de la tumeur, il a plus que ses dimensions normales, il offre 2, 3 et jusqu'à 5 millimètres. Son tissu est blanchâtre, nacré, très-dense et ne donne pas de suc à la pression. De ses parties profondes partent un très-grand nombre de prolongements durs, résistants, fibroïdes, ayant tous les caractères de la membrane dont ils émanent. Ces prolongements, plus ou moins épais, cloisonnent la tumeur et limitent des îlots blanchâtres, de vo-

lume très-différent, de composition anatomique variable,
suivant les points où on les examine. Si, par exemple, on
étudie une coupe prise sur les parties périphériques, c'est-
à-dire là où le travail pathologique est le moins avancé, on
voit que ces îlots sont circonscrits par des capsules fibreuses, dont l'épaisseur ne dépasse pas 2 et 4 millimètres.
Toutes ces capsules communiquent entre elles par des parties irrégulièrement losangiques ou triangulaires.

IV. Leur contenu se présente sous l'aspect de masses
blanchâtres, homogènes, qu'il est assez facile d'isoler, au
moins sur la coupe que nous étudions. Il y a cependant
entre ce contenu et le contenant plus que des rapports de
simple contiguité, et l'évidement alvéolaire ne se fait qu'au
détriment d'un grand nombre de tractus celluleux qui les
unissaient l'un à l'autre. Ces masses blanchâtres ont une
analogie frappante avec les amas caséeux de l'épithéliôme,
mais si l'on poursuit plus loin leur étude, soit à l'œil nu,
soit à l'aide de la loupe, on ne tarde pas à reconnaître
qu'elles possèdent une forme et une composition anatomique déterminée. Ainsi elles apparaissent constituées par
de petits tubes enlacés entre eux et bien manifestement de
nature glandulaire. Ces tubes mesurent depuis 0^m,2 jusqu'à
1 millimètre et plus. Ils sont irréguliers, à contours peu
accusés, à paroi par conséquent très-mince. Cette dernière
se présente sous l'aspect de linéaments tantôt parallèles
entre eux, tantôt sinueux, tantôt brusquement interrom-
pus, comme si les tubes étaient déchirés à ce niveau. L'isolement respectif de ces éléments caniculés est rendu plus

difficile encore par leur friabilité très-grande que par les connexions celluleuses qu'ils ont entre eux. On arrive cependant, avec beaucoup de patience, à séparer quelques tronçons glandulaires qui s'écrasent comme du fromage blanc, sans qu'il soit possible d'isoler le contenu de sa paroi qui cède à la pression la plus légère.

L'un des îlots que nous avons maintenant sous les yeux est particulièrement favorable à l'étude que nous poursuivons. Cet îlot a le volume d'une noisette; il est de forme un peu oblongue et se trouve à la périphérie. Son centre possède une apparence tubuliforme peu prononcée, mais ses couches corticales sont formées par des canaux glandulaires très-apparents, à bords nets et variqueux, mesurant depuis $0^m,7$ jusqu'à 1 millimètre. Leur pelotonnement est très-complet, et cet enlacement intime rend impossible toute dissection et infructueuse toute tentative d'isolement. Au reste, leur friabilité est toujours la même; ils se brisent sous le moindre effort.

Cet îlot peut servir de type de description à tous ceux qui se trouvent sur la même coupe. Différences dans la régularité, dans la forme, dans le volume, dans la consistance; mais partout aspect glandulaire nettement caractérisé. Toutefois, à côté de ces amas, qui paraissent appartenir à une période de transition pathologique, s'en trouvent d'autres dont l'étude est au moins aussi curieuse.

a. A ceux qui se trouvent au centre de la tumeur, et surtout au niveau de l'ulcération, c'est-à-dire dans les points où le travail néoplasique est le plus avancé, appartiennent des modifications importantes. Ils ont perdu, au moins pour

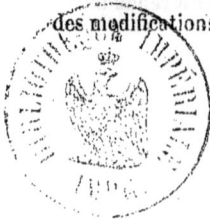

2

la plupart, tout aspect glandulaire et ne diffèrent plus dès
lors des amas épithéliaux ordinaires. Les éminences lobulées que nous avons signalées en étudiant l'ulcération ne
sont que des épithéliômes dus à la transformation des glan-
dules sudoripares. La métamorphose est si complète qu'on
ne retrouve plus à ce niveau trace de tissu inter-alvéolaire.
Grâce à ces différences, ces masses essentiellement épithéliales ont perdu toute cohérence.

Si, sans quitter la partie médiane de la masse néoplasique, nous nous rapprochons de la base de la tumeur, nous
voyons que l'altération s'éloigne moins du type que nous
décrivions tout à l'heure. La forme des îlots à ce niveau est
seulement plus irrégulière, leur volume beaucoup plus considérable, et, comme ils n'ont pu se développer qu'au détriment de leurs coques fibreuses, ces dernières sont re-
marquablement amincies et manquent même sur un grand
nombre de points. Leur substance est homogène, et ce
n'est que sur quelques-uns que l'on trouve, non pas des
tubes complets, — nous ne sommes pas parvenu à en
apercevoir, — mais des débris d'éléments glandulaires,
représentés par une simple paroi contiguë à la matière épithéliale et rappelant de fort loin les lobes hypertrophiés de
certaines glandes.

Quelques-uns de ces îlots ont été le siége d'hémorrhagie ;
ce qui en fait foi, ce sont les foyers sanguins qu'on y rencontre. Ces derniers sont différents par leur volume, par
leur coloration, par leur consistance ; ils ont dû se produire
à des époques très-variées. Tous sont situés, non au centre

des amas épithéliaux, mais entre ces derniers et les coques qui les limitent.

b. A côté de ces lésions si avancées, de ces éléments glandulaires en voie si active de transformation, on trouve dans certains points de la masse dégénérée des glandes qui n'ont point encore perdu leurs caractères anatomiques et qui ne présentent d'autre lésion qu'une hypertrophie plus ou moins considérable. A l'endroit où l'ulcération a ménagé une languette de tégument, la coupe de la tumeur nous offre de petits pelotons glandulaires, variant depuis le volume d'une tête d'épingle jusqu'à celui d'un pois ordinaire. Ils sont fortement adhérents au tissu qui les enveloppe, et on ne peut les extraire qu'en sacrifiant une portion de leur parenchyme. Ces petites tumeurs hypertrophiques ont une consistance assez ferme ; elles jouissent d'une certaine élasticité, et lorsqu'on les fait éclater par la pression, elles laissent échapper des cylindres blanchâtres d'épithélium. Ces tubes hypertrophiés ont entre eux des connexions assez intimes pour qu'ils soient d'un isolement difficile ; ces connexions sont établies, comme ailleurs, par des tractus celluleux résistants, que met très-bien en évidence la dissection sous l'eau de ces petites masses glandulaires.

C'est sur les tumeurs hypertrophiques composant cette dernière catégorie que nous avons pu suivre les conduits sudorifères, mais seulement dans un espace très-court. Sur quelques-uns, nous avons réussi à engager des soies très-fines et des fils métalliques capillaires. Cependant nous n'avons jamais pu découvrir l'orifice de ces canaux excréteurs, qui constamment nous ont paru obstrués.

V. La tumeur est très-vasculaire. Nous savons déjà que, pendant l'opération, on a lié en assez grand nombre des vaisseaux, dont la plupart avaient un volume considérable. Ces vaisseaux se répandaient dans la masse pathologique, en suivant très-régulièrement les cloisons interalvéolaires, où ils sont en très-grande quantité. Beaucoup pénètrent dans les amas glandulaires de la troisième espèce ; ils sont à la fois très-ténus, très-multiples et forment un réseau à fines mailles. Au contraire, dans les points où la tumeur tend à devenir plus franchement épithéliale, les vaisseaux sont moins nombreux, et il est impossible de retrouver l'élément vasculaire au sein des amas épithéliaux informes qui forment la partie ulcérée de la masse.

B. *Caractères microscopiques.*

I. Les croûtes qui recouvrent l'ulcération présentent à l'examen microscopique : 1º les éléments du pus altérés ; 2º de nombreuses hématies à bords frangés, dentelés et plus ou moins décolorées pour la plupart ; 3º quelques cellules complètes d'épithélium, mais surtout des débris cellulaires ; 4º enfin une grande quantité de vibrions et beaucoup de granulations graisseuses.

II. *a.* Si maintenant, procédant en sens inverse, nous prenons la néoplasie à sa période initiale et que nous placions sur le champ du microscope un lambeau de la tumeur, pris au niveau des points qui rappellent le plus la texture normale, nous apercevons confusément sa texture glandulaire. Ce procédé d'examen microscopique ne nous donnant que des notions très-insuffisantes, nous en avons employé un plus compliqué, mais dont les résultats ont été très-satisfaisants. Nous avons détaché une certaine étendue de la tumeur, nous l'avons placée entre deux feuilles de liége qui nous ont permis de tailler, à l'aide d'un rasoir, des coupes d'une très-grande minceur, que nous avons laissées séjourner pendant douze heures dans l'acide acétique.

Grâce à ce procédé de préparation, grâce surtout à la transparence des coupes et à l'isolement communiqué à certains éléments, nous avons pu nous rendre un compte très-exact des propriétés histologiques du tissu que nous avions sous les yeux. A cause de l'énorme dilatation des canaux glandulaires, nous avons employé tout d'abord un grossissement très-faible (obj. 1 de Nachet), pour procéder ensuite à une étude de détail à l'aide de grossissements plus puissants (obj. 3 et 5 de Nachet).

Les petites masses globulaires sont essentiellement constituées par des canaux tortueux, contournés sur eux-mêmes et présentant un développement qui varie entre l'état normal et une exagération telle de diamètres que le champ de l'instrument est insuffisant à les contenir. Les plus volumineux ne mesurent pas moins de $0^m,3$ et $0^m,5$. Tous sont sinueux, pelotonnés parfois de la façon la plns bizarre ; ils sont généralement d'autant plus irréguliers dans leur marche qu'ils ont un volume plus considérable.

Si l'on soumet cette même préparation à un grossissement plus puissant (obj. 5), on reconnaît que la paroi des éléments tubulaires est inégale, irrégulière et très-amincie sur certains points, où elle ne mesure guère que $0^m,001$ et rarement plus de 0^m,003. Cette paroi se compose d'un tissu lamineux très-friable, vaguement fibrillaire, à noyaux allongés, contenant une grande quantité de granulations graisseuses. Sur quelques points, elle manque complètement; elle est comme éclatée, et l'épithélium qu'elle contenait, faisant hernie, se présente sous l'aspect de champignons épithéliaux, de forme irrégulière. Les canaux glandulaires n'ont rien d'absolument régulier dans leur calibre ; ils sont dilatés, variqueux et moniliformes. Ces dilatations sont assez accusées sur certains points pour constituer de véritables diverticulums qui, vus isolément, ressemblent à s'y méprendre à des culs-de-sac glandulaires. Quelques-unes de ces dilatations ampullaires ont jusqu'à 0^m,06 et 0^m,08 dans leur plus grand diamètre. Elles ont des contours d'autant plus irréguliers et des bords d'autant moins nets que leurs dimensions sont plus considérables. Le plus souvent on les voit communiquer à plein canal avec le tube qui leur a donné naissance ; d'autres fois, c'est le cas le plus rare, il y a un léger rétrécissement au point de jonction de l'élément principal avec l'élément accessoire. Enfin, beaucoup de ces varicosités appendiculaires ont une paroi incomplète, déchirée et absente sur certains points. Il se passe pour ces particules glandulaires ce qui se passait pour l'élément glandulaire principal : la paroi paraît tout d'abord avoir été distendue outre mesure, puis éclatée par une force agissant du dedans au dehors. Au niveau de chacune de ces déchirures se voient des amas confus d'épithélium, qui ne sont limités que par quelques fibres lamineuses très-pâles, appartenant surtout aux faisceaux de jonction des tubes hypertrophiés.

La cavité de ces derniers, ainsi que celle de leurs prolongements, est remplie d'un épithélium à cellules de si petite dimension qu'on le prendrait tout d'abord pour de l'épithélium nucléaire. Il est déposé sans ordre à l'intérieur des tubes ; ses éléments ne forment point comme à l'état normal, un revêtement marginal ; ils sont irrégulièrement associés, pressés et fortement serrés les uns contre les autres comme les grains de blé dans un sac, pour me servir d'une comparaison familière à M. Ch. Robin. Le noyau est difficile à apercevoir, et malgré une macération prolongée dans l'eau acidulée, il faut procéder avec beaucoup de ménagement pour le découvrir. L'addition d'une nouvelle quantité de ce réactif distend et gonfle la paroi, tout en la rendant très-transparente; elle dissout aussi au bout de quelques minutes les granulations qui masquaient le noyau, dont on peut alors très-bien étudier les caractères. Ce noyau est ovoïde, quelquefois sphérique, faiblement réfringent, se fonçant par l'acide acétique. Il est relativement volumineux et parfois même si rapproché de la paroi cellulaire que l'on croirait avoir sous les yeux un élément à double contour. Un ou deux nucléoles sont inclus dans ce noyau ; leur existence n'est pas constante.

Les canaux sudorifères ne présentent pas des caractères bien différents de ceux que nous venons d'examiner ; leurs parois sont plus épaisses et par le fait moins irrégulières et moins variqueuses, mais l'épithélium qui remplit leur calibre ne diffère en rien de celui que nous venons de décrire.

b. La substance inter-glandulaire est constituée par une trame lamineuse, dont les fibres larges et plates sont entre-

croisées sans ordre régulier. Ces fibres sont réunies par de
la matière amorphe qui nous a paru d'autant plus abondante qu'on se rapprochait davantage des îlots glandulaires
et épithéliaux. De nombreux éléments fibro-plastiques,
ainsi qu'une grande quantité de cellules graisseuses, des
vaisseaux déjà décrits, complètent ce tissu inter-glandulaire,
au sein duquel se trouvent çà et là isolés quelques débris de
canaux sudorifères.

III. Les îlots qui, à l'œil nu, présentent un degré d'altération plus avancé, ne diffèrent des précédents, au point de
vue histologique, que par une déformation plus accusée de
l'élément tubulaire. Les proportions des tubes glandulaires
sont encore plus exagérées que dans ceux que nous venons
d'examiner, et nous avons vu que l'œil nu ou armé seulement de la loupe était parfaitement suffisant pour juger de
leurs caractères physiques. Nous savons que ces îlots offrent
un centre plus franchement épithélial que la périphérie où
l'on retrouve sans difficulté l'élément tubulaire. Au centre,
on ne trouve guère que des débris de tubes, des varicosités
isolées, des troncules indépendants et surtout de l'épithélium libre. Ce dernier a conservé tous les caractères que
nous lui avons assignés tout à l'heure. Quant à la couche
périphérique, nettement tubuleuse, elle diffère par des canaux complets, mais dont les parois toujours inégales, moniliformes et ampullaires, manquent sur de larges surfaces
et laissent à l'élément épithélial un libre champ de développement.

IV. Là où la néoplasie a atteint sa dernière limite, on ne
rencontre plus que de faibles traces de l'existence glandu-

laire primitive. Tout tube sudoripare, hypertrophié ou non,
a disparu et n'est plus rappelé que par des lambeaux informes de tissu lamineux, limitant çà et là des amas de cellules et affectant des contours variés. Au reste, l'épithélium
n'a pas notablement changé : mêmes diamètres, mêmes caractères histologiques, même forme, même contenant,
même contenu. Parfois il est un peu plus graisseux, parfois
un peu plus granuleux, et alors un peu plus opaque, mais
ses propriétés fondamentales restent les mêmes.

Enfin, n'oublions pas de noter que dans les îlots de la
première variété, mais surtout dans ceux de la seconde, on
trouve quelques tronçons de tubes glandulaires dont le calibre est presque exclusivement occupé par des granulations
et des cellules graisseuses, à côté desquelles on rencontre
des éléments épithéliaux en voie plus ou moins avancée de
régression graisseuse.

RÉFLEXIONS. — Nous avons longuement rapporté cette
observation, parce que ses moindres détails nous paraissent
emprunter à la nature même de la maladie une très-grande
importance. Il est surtout quelques points sur lesquels nous
désirons plus spécialement attirer l'attention, car ils donnent au mal une physionomie particulière et portent avec
eux un enseignement d'autant plus précieux, que l'étude
anatomique des altérations sudoripares est très-pauvre en
faits de ce genre. Ce qui nous a frappé le plus dans cette
néoplasie, c'est : 1° sa marche ; 2° la succession régulière
des lésions histologiques qui la constituent ; 3° enfin l'espèce
de spécificité anatomique à laquelle elles ont fini par abou-

tir, spécificité anatomique se traduisant par la prédominance exagérée de l'élément épithélial qui absorbe progressivement tous les autres.

I. Il est assez exceptionnel qu'une tumeur, naissant pour ainsi dire avec la vie, reste aussi longtemps stationnaire. Pendant vingt années, elle ne s'est pas notablement accrue ; elle s'est tenue à l'écart du mouvement de nutrition générale, si actif cependant à cette première période de l'existence. Au bout de trente ans et plus, après un accroissement brusque et rapide, les phénomènes de l'ulcération éclatent tout à coup, mais pendant cette longue période d'années, l'organisme n'a pas été fâcheusement impressionné, les organes du voisinage n'ont pas participé au mal et les ganglions axillaires n'ont jamais éprouvé les moindres atteintes. Voilà certes un exemple bien rare de lenteur dans le développement et d'innocuité dans la marche ; peu d'hypertrophies glandulaires assurément seraient à même d'en fournir un pareil. Mais aussi quel contraste entre les derniers jours de la maladie et ce long espace de trente ans, qui semblait garantir à la tumeur une éternelle bénignité : quelques mois suffisent pour lui donner la physionomie des néoplasies les plus envahissantes ; quinze jours suffisent pour la ramollir, l'ulcérer profondément, enlever à l'organisme une quantité énorme de matériaux et le jeter dans une débilité telle que, quelques jours plus tard, l'opération eût été impossible.

La lenteur excessive de la marche dans la première période s'est accompagnée d'une indolence non moins grande.

Pendant trente-trois ans, absence complète de phénomènes nerveux; la sensibilité est plutôt émoussée que surexcitée. Et c'est un fait rare et curieux que les modifications néoplasiques qui ont dû se passer avant l'ulcération n'aient amené que d'imperceptibles modifications dans les symptômes nerveux. La scène est habituellement différente dans les cas d'hypertrophies marchant à des métamorphoses pathologiques plus graves : l'apparition des douleurs, leur accroissement et même certains caractères spéciaux à ces douleurs sont autant de signes précieux qui permettent au clinicien de suivre, quelquefois de très-près, ces périodes importantes de transition histologique. Ici, cette particularité séméiologique était bien propre à augmenter les difficultés d'un diagnostic déjà si obscur par lui-même.

Un diagnostic précis était-il possible dans le cas qui nous occupe? Pouvait-on seulement à l'aide des moyens cliniques arriver à une connaissance exacte de la nature anatomique du mal? Nous ne le croyons pas. Les néoplasies de l'appareil sudoripare commencent à être connues au point de vue anatomo-pathologique, mais leur symptomatologie est encore très-obscure, à peine est-elle ébauchée ; et il serait irrationnel de demander à un chapitre nosologique, né d'hier, des données nettes et précises, des symptômes sûrs et certains, des signes pathognomoniques. Quelques circonstances contribuaient, pour une large part, à rendre inévitable un écart de diagnostic. Cette vaste ulcération, masquée elle-même en partie par des couches épaisses de pus, cachait les caractères qui auraient pu le mieux mettre sur la voie du diagnostic. Ces croûtes purulentes qui englobaient pres-

que toute la tumeur, son extrême sensibilité, son énorme
volume même, et disons-le aussi, son horrible fétidité
étaient bien propres à gêner toute exploration minutieuse,
critérium obligé de tout diagnostic exact. Heureusement
que dans le cas présent la connaissance précise de la lésion
pathologique n'était que secondaire. En face des symptômes
des derniers jours, il eût été dangereux de s'arrêter à discu-
ter la nature intime de la néoplasie. Le diagnostic clinique
suffisait amplement, et quelle que fût la nature du mal en
présence duquel on se trouvait, la seule préoccupation de-
vait être d'en débarrasser promptement l'organisme.

II. Il n'est pas moins intéressant de suivre pas à pas les
différentes métamorphoses qui se sont succédées dans cette
curieuse production pathologique. Les traits qui relient
entre eux les différents degrés par lesquels elle a passé
pour atteindre sa conformation ultime sont faciles à saisir,
et rien n'est plus instructif que cette dégradation lente,
progressive et pour ainsi dire méthodique d'un tissu normal, qui abdique ses propriétés anatomiques pour constituer un néoplasme à élément épithélial. Malgré cette netteté
des lésions, nous fûmes indécis, pendant quelque temps,
sur la meilleure interprétation à leur donner. D'une part,
un polyadénôme avec tous ses attributs ; d'autre part, des
lésions plus avancées, pouvant bien encore se ranger dans
le domaine de l'hypertrophie, mais alors dans cette variété
où il y a prédominance d'un élément sur les autres ; enfin,
à un troisième degré, disparition des caractères hypertrophiques et formation d'amas épithéliaux, en tout semblables

aux amas épithéliaux de l'épithéliôme ordinaire. Cependant
après cette analyse méthodique, il ne pouvait rester de
doute : nous avions bien évidemment sous les yeux un polyadénôme en voie incomplète de transformation épithéliale.

Ce fait a d'autant plus de valeur qu'il est un des premiers
à démontrer que le polyadénôme sudoripare ne fait pas
exception aux polyadénômes en général et qu'il peut, à
l'exemple de ces derniers, tourner à l'épithéliôme. Cette
métamorphose n'est au reste pas l'apanage exclusif des polyadénômes; M. Ch. Robin a parfaitement démontré qu'elle
pouvait avoir lieu dans les adénômes uniglandulaires; toutefois, elle est beaucoup plus fréquente dans les adénômes
polyglandulaires, à tel point que M. Broca considère cette
éventualité comme la meilleure différence pronostique qui
sépare ces deux groupes d'hypertrophies (1).

Il est de la plus grande utilité de rechercher sous quelles
influences s'opèrent ces changements intimes qui peuvent
faire d'une affection ordinairement bénigne, une maladie
redoutable. La clinique nous fournit quelques renseignements précieux sur cette intéressante question, mais elle
est loin cependant de satisfaire sur tous les points. En général, toutes les causes qui ont pour résultat la déchirure des
culs-de-sac glandulaires et la mise en liberté de leur contenu
cellulaire, paraissent agir efficacement comme agents de
cette transformation. Il faut donc placer en première ligne
les coups, les froissements répétés, les chocs, les trauma-
tismes de toute nature, mais bien avant encore les excisions

(1) *Dictionnaire. encyclopédique*, 1er volume, p. 727.

incomplètes, les cautérisations répétées et intempestives, qui non seulement ouvrent largement les culs-de-sacs glandulaires, isolent les éléments épithéliaux, mais stimulent puissamment leur activité hyperplasique déjà si considérable. Cependant, dans bien des cas, il a été impossible de trouver une cause extérieure à l'effet produit. Par exemple, dans l'observation qui nous occupe, les accidents de transformation ont marché avec une effroyable rapidité, sans qu'il soit possible de les rattacher de loin ou de près à l'une des précédentes causes ; aussi ne sommes-nous pas éloigné de croire que c'est autant dans la nature même du mal, que dans les circonstances physiques extérieures que l'on doit chercher la véritable raison de ces modifications histologiques. Cela nous paraît d'autant plus probable que dans beaucoup de cas, ces néoplasies cutanées, après avoir été longtemps stationnaires, prennent brusquement un développement rapide, sans qu'il soit possible d'assigner de cause appréciable à ce changement.

Ces tumeurs hypertrophiques de l'appareil sudoripare paraissent ne pas être rares. M. Verneuil, qui le premier s'en est spécialement occupé, est parvenu à en réunir un assez grand nombre (1). Il est probable que si les observations n'en sont pas plus multipliées, c'est qu'elles ont été confondues dans cette grande classe de tumeurs, un peu trop vaguement désignée sous le nom d'épithéliôme. La confusion est d'autant plus facile que l'élément hypertrophique

(1) Loc. cit.

tend plus à disparaître et que les éléments glandulaires sont plus infiltrés d'épithélium.

Le siége de ces adénômes n'a rien de bien précis. Disons toutefois que le nombre n'en est pas encore assez considérable pour qu'on puisse établir à cet égard une statistique très-concluante. Ils semblent cependant se montrer de préférence au cou et à la face. On en a observé à la région mastoïdienne (M. Follin), aux épaules, aux paupières, à la face externe de la lèvre supérieure, à l'annulaire et à l'indicateur (M. Verneuil), entre l'angle externe et le tragus (M. Lotzbeck).

Ils peuvent se montrer à tous les âges, bien que toutefois ils paraissent avoir une prédilection marquée pour la seconde période de l'existence. Le malade de M. Follin était âgé de quarante ans ; les sujets observés par M. Verneuil avaient cinquante ans et plus. Mais à côté de cet âge avancé, nous en voyons se produire sur un enfant âgé de moins d'un an (cas de M. Lotzbeck (1). Ajoutons enfin que chez notre malade la lésion a débuté dans le très-bas âge, si toutefois même elle n'existait pas à la naissance.

Ces adénômes n'atteignent pas généralement des dimensions considérables, quand ils restent dans les limites exactes de l'hypertrophie et qu'ils ne tournent pas à l'épithéliôme. Dans ce dernier cas, ils paraissent pouvoir acquérir un très-grand développement : témoin la tumeur que nous avons observée. Dans la plupart des faits relatés jusqu'ici, la production pathologique ne dépassait pas le volume d'une

(1) Virchow's arch.. 1859, vol. XVI.

grosse amande. Mais, malgré cette faible tendance à l'accroissement, ces petites néoplasies glandulaires s'ulcèrent
facilement. Sur les six cas d'hypertrophies rapportés par
M. Verneuil dans son mémoire, quatre étaient ulcérées.
Dans un cas, il est vrai, il y avait eu des cautérisations successives et très-incomplètement pratiquées. Cette tendance
à l'ulcération doit rendre le chirurgien très-sobre de toute
opération incomplète et lui faire un devoir d'extirper ces
tumeurs par le bistouri, quand elles sont isolées et peu
nombreuses

La science possède quelques cas curieux d'hétéradénie
sudoripare. On a trouvé des glandes sudoripares dans les
kystes ovariques. Kohlrausch en a observé qui avaient jusqu'à un millimètre de diamètre. Kolliker cite un fait plus
curieux encore (1). Il eut l'occasion de faire l'autopsie
d'un poumon qui présentait une excavation considérable,
tapissée par un véritable revêtement cutané, composé d'un
derme garni de papilles, d'un épiderme absolument analo-
gue à celui du tégument extérieur, d'un pannicule graisseux
sous-cutané, dans lequel logeaient des glandes hypertro-
phiées, dont le diamètre atteignait 0,54.

III. Comme nous le faisions pressentir tout à l'heure,
l'observation que nous relatons ici n'est pas seulement intéressante par les données nouvelles qu'elle ajoute à l'histoire
des hypertrophies cutanées ; elle nous paraît encore propre
à élucider le problème, assez mal connu, de la genèse et du

(1) *Histologie humaine*, trad. de MM. J. Béclard et M. Sée.

développement de l'épithéliôme dans les glandes en tubes.
Rien n'est plus facile en effet, que de suivre ici, pas à pas,
ces transformations successives qui mènent insensiblement
de l'état physiologique à un état pathologique qui s'en
éloigne peu tout d'abord, puis à une altération ultime et
définitive, où l'élément constituant rappelle seul les organes
qui ont été le point de départ de la production pathologique.

On peut donc distinguer, dans le développement de l'é-
pithéliôme, trois périodes assez nettement tranchées. La
première, ou *période hypertrophique*, est caractérisée par
l'hypertrophie des organes glandulaires. Dans la seconde
période, *période hyperplasique*, le tissu glandulaire commence à être profondément modifié dans sa nature. Le type
primitif domine bien encore, mais déjà les tubes sécréteurs
s'écartent beaucoup de l'état normal. Ils se développent
démesurément ; leurs parois se distendent par places et
forment des diverticules, des ampoules, des varicosités gorgées elles-mêmes d'épithélium. Sur d'autres points, la paroi
trop fortement distendue se crève, et son contenu, faisant
hernie au dehors, continue à proliférer, cette fois librement,
aux dépens des éléments lamineux qui se trouvent dans
son voisinage. Les varicosités, les ampoules, les bosselures
des tubes glandulaires finissent par se détacher de ces derniers ; la paroi qui les reliait ensemble s'étant rompue sous
les efforts continuels des éléments épithéliaux, dont l'active
prolifération accroît sans cesse le nombre. On ne trouve
plus alors que des débris de canalicules, des troncules irréguliers, des sortes de culs-de-sacs informes, résultat de l'i-

solement des varicosités appendiculaires des tubes. Çà et
là se rencontrent des amas d'épithélium de peu d'étendue,
dégagés de tout revêtement lamineux et pouvant s'étendre
sans entrave. Puis tous ces éléments glandulaires altérés :
segments de tubes, ampoules et bosselures glandulaires,
bourgeons épithéliaux des canalicules, deviennent autant
de centres actifs d'hyperplasie épithéliale. Peu à peu tout
ce qui rappelait de loin ou de près la forme glandulaire disparaît. Les éléments lamineux intra-glandulaires et inter-
glandulaires, tour à tour envahis, s'atrophient et s'effacent
progressivement, et comme résultat final, il ne reste plus
que des amas plus ou moins irréguliers d'éléments épithéliaux. Le mal est alors dans sa troisième et dernière période,
ou *période franchement épithéliale.*

Il est de toute évidence qu'il ne faut pas attacher ici aux
mots hypertrophie et hyperplasie leur sens technique ; on
se méprendrait fort sur la valeur que nous entendons donner à ces deux dénominations. Il va sans dire que dans la
première période il y a aussi bien hyperplasie qu'il y a hypertrophie dans la seconde ; seulement ces termes nous paraissent utiles, parce qu'ils rappellent de prime abord le
trait le plus saillant de ces deux degrés différents d'une
même maladie. Dans l'un, ce qui frappe surtout, c'est l'accroissement de volume, dans l'autre, c'est la formation d'é-
léments glandulaires nouveaux. C'est par ces deux côtés
importants que se caractérisent les deux périodes initiales
de la maladie, et c'est à eux, et non à l'ensemble des lésions,
que s'adressent les qualifications d'hypertrophie et d'hyperplasie.

On aurait tort de croire que ce mode de développement soit spécial à l'épithéliôme des glandes tubulées. Dans les glandes en grappe, dans celles de la muqueuse de la lèvre inférieure, par exemple, les choses se passent sensiblement de même, et leur volume, relativement considérale, rend plus facile encore l'étude de ces phénomènes morphologiques.

En effet, dans la plupart des épithéliômes de la lèvre d'origine glandulaire, il est possible de justifier par l'observation microscopique l'exactitude de ce que nous avançons sur la marche de l'altération. L'analyse anatomique se fera d'autant plus facilement que la production pathologique ne sera point ulcérée et qu'elle sera moins éloignée de son début. L'ulcération, dans cette variété d'épithéliôme, arrivant beaucoup plus lentement que dans la forme papillaire, on a de fréquentes occasions d'étudier ces intéressantes transformations. C'est sur la partie périphérique de la tumeur, dans les glandes qui confinent les points où l'altération a fait le plus de progrès, que se trouvent les tissus les plus favorablement disposés pour ce genre d'étude. A ce niveau, les glandes qui se développent à leur tour, pour devenir autant de foyers d'hypergénèse épithéliale, présentent une notable augmentation de volume et de densité. A l'examen microscopique, les vésicules glandulaires apparaissent avec des diamètres quelquefois très-considérables, mais toujours bien supérieurs à ceux de l'état normal. Les contours de ces éléments ont perdu leur régularité, leur netteté normale ; l'épithélium qui les remplit n'affecte plus sa symétrie habituelle. Ses éléments sont fortement pressés

les uns contre les autres et tendent à se développer aux
dépens de la paroi qui les confine ; aussi cette dernière
offre-t-elle à un degré plus avancé des inégalités, des bosselures, des ampoules gorgées elles-mêmes de cellules épithéliales. Le mal suivant son cours naturel, la paroi glandulaire se déchire et son contenu s'étend librement au dehors
et bourgeonne à l'extérieur, tandis que les appendices glandulaires des culs-de-sacs, s'isolant et continuant à s'accroître,
donnent eux-mêmes naissance à de nouveaux diverticules,
qui deviendront à leur tour des foyers actifs de néoplasie.
Si l'on suit avec attention ces intéressantes métamorphoses,
on voit que plus on se rapproche des points primitivement
envahis, et plus le type glandulaire tend à disparaître.
Bientôt rien ne rappelle plus l'organe sécréteur que quelques lambeaux informes de la paroi vésiculaire, qui a disparu
sur une grande étendue. Des amas épithéliaux, libres de
toute barrière lamineuse, s'accroissent indéfiniment et in-
filtrent les tissus péri-glandulaires qui ne tardent pas à disparaître à leur tour. Au milieu de ces foyers confus d'éléments cellulaires, on rencontre néanmoins pendant longtemps encore des traces de la structure primitive et du premier pas fait par la néoplasie ; çà et là se voient des ampoules irrégulières avec leur paroi et leur contenu épithélial, espèces de culs-de-sacs sans forme déterminée, témoi-
gnant bien d'une véritable hyperplasie glandulaire. Mais
peu à peu ces débris d'une organisation élevée s'effacent
eux-mêmes, et dans une période plus avancée, on n'a plus
que les produits définitifs de la marche néoplasique, c'est-

à-dire des amas uniformes d'épithélium caractérisant la période épithéliale proprement dite.

Ces deux ordres de faits montrent clairement de quelle nature sont les lésions initiales de l'épithéliôme glandulaire dans certains cas. La question peut paraître jugée pour les glandes en grappe ; mais ces importantes données sont-elles applicables à tout le système glandulaire indistinctement ? Il est probable que le problème peut être résolu par l'affirmative, mais nous savons trop combien est parfois trompeuse en physiologie pathologique, la loi des analogies, et à quelles déceptions elle expose, pour rien poser de général, sans de plus amples études et sans un plus grand nombre d'observations de toute provenance glandulaire.

Toutefois, nous avons eu l'occasion d'observer un cas qui serait favorable à l'application de cette règle, au moins en ce qui concerne les follicules clos. Au mois d'août 1865, entra à St-Philippe, clinique de M. Desgranges, un malade porteur d'une tumeur de l'extrémité inférieure du rectum. Cette tumeur, enlevée et divisée par le scalpel, présentait à la coupe une certaine analogie avec la tumeur de Marie G... Au milieu d'une gangue fibreuse et fibro-plastique peu abondante, se voyaient une grande quantité de petits foyers d'un gris sale, irréguliers, d'une faible densité, se laissant facilement évider et se dissociant par agitation dans l'eau. Vers la partie interne de la tumeur, ces foyers atteignaient des dimensions relativement considérables. Ils étaient évidemment formés par la réunion de foyers secondaires, et les plus volumineux ne mesuraient pas moins de 8 à 10 millimètres de diamètre. Les foyers isolés atteignaient 2 et 5 millimè-

tres. Ils affectaient plus de régularité dans leurs contours
que les premiers.

L'étude microscopique mit bien en lumière l'origine et la
nature de ces amas néoplasiques. Elle les montrait formés :
1° d'épithélium composé lui-même de noyaux et de cellules
mesurant de 0^m,007 à 0^m,002. Ces cellules, d'aspect homogène, gris jaunâtre, se gonflaient par l'acide acétique, et
leur paroi finissait par disparaître incomplètement, tandis
que, sous l'influence du même réactif, les noyaux devenaient
très-apparents et laissaient voir un et le plus souvent plusieurs nucléoles ; 2° d'une matière amorphe peu abondante,
facilement dissoute par l'acide acétique.

Ces cellules épithéliales provenaient, sans aucun doute,
des glandes closes de l'intestin. Ce qui le prouvait, c'est
qu'indépendamment de leurs caractères anatomiques, qu'on
pouvait facilement reconnaître par comparaison avec de l'é-
pithélium pris sur des glandes normales, ces grains épithéliaux offraient une disposition à l'aide de laquelle il n'était
pas difficile de remonter à la texture primitive. On en trouvait plusieurs qui étaient exclusivement constitués par un
follicule considérablement hypertrophié, à paroi irrégulière
et sinueuse. Ailleurs, cette paroi avait cédé, et son épithélium commençait à infiltrer les tissus péri-folliculaires. Partout on retrouvait les preuves frappantes d'un véritable travail d'hyperplasie glandulaire. Sur la circonférence irrégulière et sinueuse des follicules se dessinaient des appendices
ampullaires et digitiformes, dont quelques-uns présentaient
des bourgeons glandulaires surajoutés. Dans les îlots du
plus gros volume, la structure s'éloignait plus encore du

type normal ; la simple lésion hypertrophique avait disparu,
et le microscope montrait des champs libres d'épithélium,
au milieu desquels on trouvait cependant encore des débris
de follicules ou de leurs appendices, qui vivaient isolément
et suivaient leur marche ordinaire.

Les altérations sont ici peu avancées ; néanmoins il est
impossible de méconnaître qu'elles appartiennent réellement
à la classe des néoplasies épithéliales. Nul doute qu'avec le
temps les caractères de l'épithéliôme fussent devenus plus
tranchés ; mais ce qui nous importait surtout, c'était de
bien faire ressortir la similitude des lésions initiales dans ce
dernier cas et dans les précédents.

Ces quelques considérations, quoique très-incomplètes,
montrent combien sont intimes les relations qui unissent
ensemble l'adénôme, le polyadénôme et l'épithéliôme. Une
étude plus approfondie, un nombre plus considérable de
faits peuvent amener à la connaissance exacte des lois qui
régissent ces rapports entre des affections qui, de prime
abord, ont entre elles de grands traits de dissemblance.
C'est surtout à l'observation anatomique qu'appartient la
solution de cet intéressant problème.

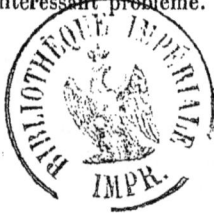

Lyon. — Typ. d'A. Vingtrinier.

www.ingramcontent.com/pod-product-compliance
Lightning Source LLC
Chambersburg PA
CBHW060458210326
41520CB00015B/4009